DIZIER SAN-RAPHAEL

COMMENT ALLEZ-VOUS ?

A MONTDIDIER
De l'Imprimerie Bellin
Rue Galoppe-d'Onquaire

Prix : 75 cent.

Dr S. R***

COMMENT ALLEZ-VOUS ?

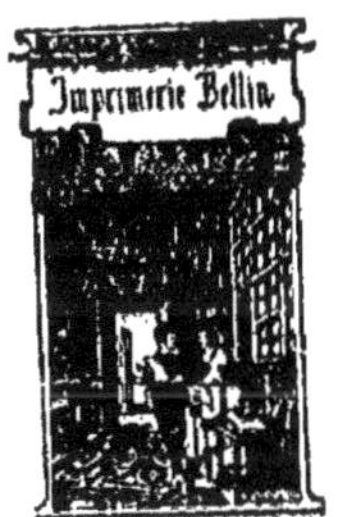

EN VENTE

A MONTDIDIER

CHEZ BELLIN, IMPRIMEUR

Rue Galoppe-d'Onquaire

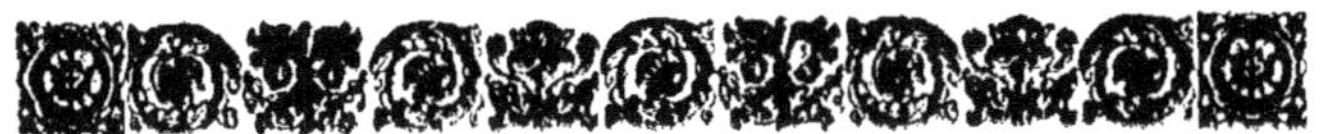

PREMIÈRE PARTIE

L'HYGIÈNE INTESTINALE

RÉSUME

TOUTE L'HYGIÈNE

— Le ventre est, pour ceux qui le négligent, la plus grande source de malaises et de maladies.

CEPENDANT TOUS NOUS POUVONS DEVENIR

FORTS PAR LE VENTRE

— *CONDITIONS* —

— Eduquer l'intestin afin d'éviter la constipation ;

— Guérir la constipation — sans drogues — ce qui est possible ;

— Désinfecter cet égout collecteur qu'est le gros intestin.

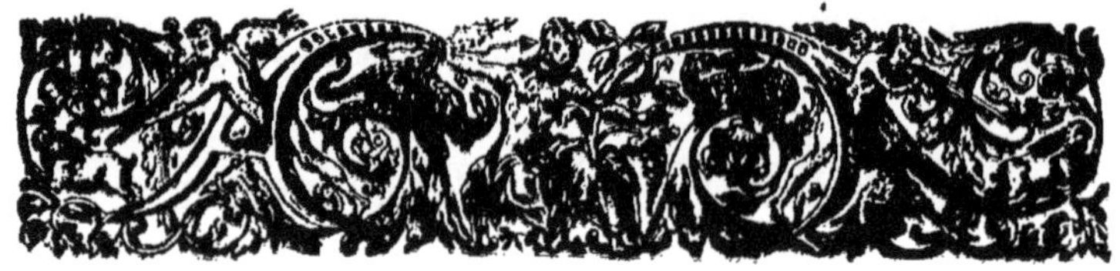

QU'IL EST NÉCESSAIRE
DE SE FAIRE
UN VENTRE

L'hygiène intestinale, c'est toute l'hygiène. Nous avons des moyens simples et pratiques de nous faire un ventre. Un peu de bonne volonté. Chapitre premier.

I nous voulons supporter gaillardement la vie, conserver notre activité et nos facultés, rester jeunes, frais et dispos, même dans la vieillesse ;

Si nous voulons narguer le microbe, être exempts des malaises, éviter autant que possible les maladies et les surmonter quand elles nous surprennent ;

Si en un mot nous voulons jouir de l'existence ;

Il ne s'agit pas d'écouter battre le cœur, de se tâter le pouls, de se demander quel malaise on peut avoir et quel remède on peut employer ;

Il ne s'agit pas de se droguer sans rime ni raison, d'accepter et d'essayer tous les produits préconisés par les journaux ou par des amis qui vous assurent que « c'est cela qu'il faut » et qu'eux-mêmes s'en sont « admirablement trouvés » ;

Il ne s'agit pas non plus de prendre des précautions exagérées ;

Il ne s'agit pas davantage de pousser la croyance aux microbes jusqu'à la crainte ridicule et d'en arriver au point de ne plus respirer, boire, manger, aller et venir, entrer en relations avec ses semblables, sans s'être demandé si l'air est pur ; si l'eau, le pain et la fourchette sont aseptiques ; si l'auto, le fiacre ou le wagon sont désinfectés ; si la main que tend l'ami est savonnée et s'il n'est pas prudent après avoir reçu un baiser de se laver la joue à l'eau oxygénée ou à l'iode.

Ces précautions et ces minuties sont, souvent, plus nuisibles qu'utiles :

A se tâter toute la journée on devient neurasthénique ;

A se droguer sans motif on dépense en pure perte son argent et on risque d'occasionner des désordres graves dans l'organisme : les médicaments qui agissent directement sont en petit nombre, et on n'use pas impunément d'un médicament ;

A prendre des précautions exagérées, on se crée des tyrannies, on s'affaiblit et on court au devant des maux que l'on veut éviter ;

Quant à la peur des microbes, comme toute peur, elle attire sûrement le danger.

Ce qu'il faut c'est avoir confiance dans notre machine et porter toute notre attention à maintenir ses organes en bon état.

Nos organes sont nos places fortes, nos moyens de défense naturels. Entretenons-les, armons-les, rendons-les imprenables. Dès lors les microbes pourront nous envahir, les maladies pourront nous assiéger, nous triompherons des invasions et des sièges.

Développons nos poumons : ce sont eux qui régénèrent le sang ; n'encrassons pas nos reins : ce sont deux filtres précieux qui débarrassent le sang de ses impuretés ; ménageons notre foie : c'est l'usine de salubrité qui est chargée de brûler les déchets nuisibles ; maintenons notre peau en état de propreté et de fonctionnement : c'est par la sueur, comme par l'urine, que nous nous purifions. Mais surtout — et par-dessus tout — faisons-nous un ventre. Les tares les plus fréquentes, et les plus désobligeantes aussi, sont celles de l'abdomen. « Il n'y a peut-être pas un ventre correct sur 100 » [1].

Le ventre est notre point faible, mais c'est un point faible qui est susceptible de devenir un point fort. Celà dépend de nous.

Nous resterons faibles par le ventre et nous périrons par le ventre si nous le négligeons.

Nous deviendrons forts par le ventre et le ventre nous sauvegardera si nous savons comprendre et pratiquer les soins qu'il réclame.

L'hygiène intestinale, c'est toute l'hygiène. Les savants modernes sont unanimes à dire que toute maladie aiguë ou chronique a son point de départ dans le tube digestif.

Pourquoi fait-on de la tuberculose ou du cancer ? Parce que les

1. Dr Fr. d'HECKEL : « Culture physique et cures d'exercice ». (Compte-rendu du *Journal des Débats*, 5 Juin 1913).

microbes avalés avec les aliments s'arrêtent en un coin coudé ou paresseux du tube digestif et l'attaquent, ou bien parce que du tube digestif ils passent dans l'organisme et l'infectent. Pensez qu'un français sur dix meurt cancéreux et que, sur 10 cancers, 5 se logent sur l'appareil digestif (estomac ou intestin).

Si nous consentions, dès que nous sommes fatigués ou constipés, ou dès que nous éprouvons des troubles digestifs, à suivre immédiatement un régime et un traitement facile, nous pourrions reculer indéfiniment l'antério-sclérose, cette terrible maladie à laquelle succombe les 3/4 de l'humanité et qui a son point de départ dans le gros intestin (Dr Metchnikoff).

Depuis dix ans il n'est plus vrai de dire que la médecine marque le pas sur place.

Grâce à la chirurgie qui ouvre les ventres et les estomacs, explore les foies et les reins des vivants, et montre l'état exact des lésions ; grâce aux rayons X qui surprennent les secrets des organes ; grâce à l'endoscopie qui, à l'aide d'instruments spéciaux, permet la vision interne ; grâce à l'examen du suc gastrique et des matières fécales, les médecins de nos jours, les Mathieu, les Jean-Charles Roux, les Leven, les Martinet et les Rénon ont pu établir une thérapeutique rationnelle et une hygiène normale permettant d'éviter des maladies graves.

Aujourd'hui, plus que jamais, on peut dire : « *L'homme ne meurt pas, mais il se tue* ». Il se tue par ignorance ou par mauvaise volonté.

J'ai donc écrit cette brochure dans un double but :

1° Vous instruire, par un court résumé, des moyens mis à votre disposition par la médecine et l'hygiène modernes pour rester en bonne santé ou la recouvrer.

2° Vous montrer combien ces moyens sont simples et à la portée de tous ceux qui ont un peu de bonne volonté.

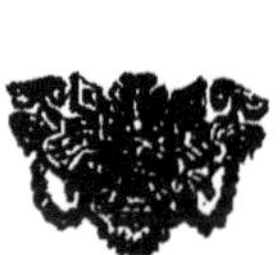

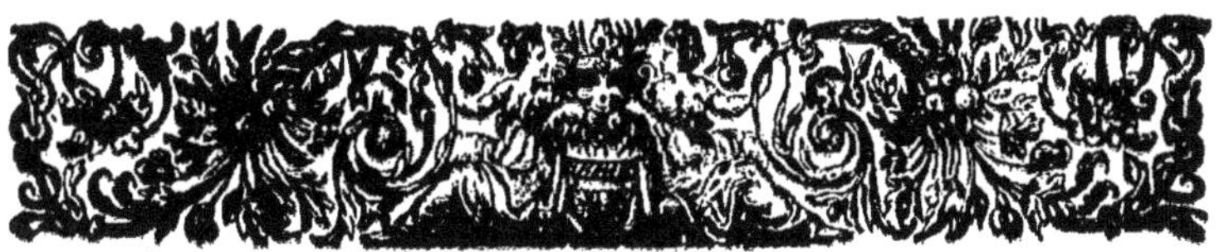

LE DRAME DES POISONS

Nous périssons par le ventre. La constipation et les poisons intestinaux. Chapitre deuxième.

ous périssons tous, plus ou moins, par cette partie du ventre qu'on appelle le gros intestin et que les anglais nomment avec raison « la fosse à fumier ». — *The Cesspool.*

Dans ce réservoir, en effet, se déversent les déchets, les résidus de la digestion. Ils y séjournent, ils y fermentent, ils y pourrissent ; les gaz fétides s'en exhalent, les vers, les bacilles y pullulent de telle sorte qu'il est presque impossible d'en calculer le nombre. On s'est arrêté à 128, suivi de douze zéros : 128.000.000.000.000. Songez que la moitié de la masse fécale est constituée par des cadavres de microbes !

Au milieu de cet amas de matières en putréfaction, les « pathogènes » — germes qui engendrent les maladies — se trouvent à l'aise, se multiplient et donnent naissance à l'entérite, à la fièvre typhoïde, à la dysenterie, à la tuberculose intestinale, à l'appendicite, à l'ulcère et au cancer d'intestin...

Et toute maladie d'intestin, en raison même du milieu où elle évolue, est sérieuse. La moindre irritation est susceptible de s'infecter et de dégénérer en affection grave ou mortelle. Une érosion, une ulcération peuvent produire un abcès ou s'ouvrir dans la cavité péritonéale et occasionner la péritonite aiguë.

En dehors de ces maladies, dont il est le siège, l'intestin peut devenir la cause directe ou indirecte de la plupart de nos malaises, de nos maladies, et l'agent certain de la décomposition prématurée de notre être.

Ce sont, vous le savez, les microbes intestinaux qui, aussitôt après la mort, envahissent les tissus et engendrent la décomposition cadavérique. Or, réfléchissons-y, nous portons en nous, pendant la vie, cette fosse empoisonnée. Et, comme elle n'est malheureusement *ni isolée, ni hermétiquement close, ni parfaitement étanche*, elle constitue — si on ne la vide pas journellement et si on ne la désinfecte pas — un perpétuel danger d'empoisonnement sournois, lent, insensible mais sûr, qui, petit à petit, décompose l'organisme et finit par le terrasser.

Le gros intestin fait partie du tube digestif dont il est le point terminus et la gare d'évacuation. Par conséquent, s'il chôme, si son travail se ralentit, s'il n'évacue pas chaque jour ce qu'il reçoit, l'encombrement se produit et, des matières entassées, partent les poisons et les germes qui provoquent les embarras gastriques, les états muqueux et paratyphiques, occasionnent certains maux de gorge, activent la carie des dents, encrassent la langue et rendent l'haleine fétide.

Le système nerveux, en contact avec cette fosse à fumier qu'est l'intestin, subit sa néfaste influence. De même qu'un parfum nous monte à la tête, nous endort ou nous énerve, de même les émanations et putréfactions intestinales intoxiquent nos nerfs, les excitent ou les engourdissent. Les migraines, les névralgies, les insomnies, les sensations de lassitude, la paresse, la neurasthénie, le mauvais caractère n'ont souvent pas d'autre cause. Cela est si vrai qu'il suffit alors d'aller à la garde-robe pour y laisser un mal de tête, un engourdissement, une mauvaise humeur, et pour retrouver gaieté, courage, facultés physiques et intellectuelles.

A travers les parois friables et perméables de l'intestin, les microbes et les toxines (pus et crachats de microbes) peuvent s'échapper, être absorbés par les milliers de canaux sanguins et lympathiques qui l'enserrent, vicier le sang et les humeurs, et comme le sang et les humeurs circulent partout, l'organisme se trouve ainsi réduit à la merci d'une fosse intestinale mal entretenue. Le ventre est le laboratoire où se prépare le drame des poisons.

De là, les intoxications générales ou partielles, lentes ou brusques, transitoires, chroniques ou continues.

C'est l'absorption des putréfactions intestinales par nos humeurs qui engendre les clous, les furoncles, l'anthrax, l'acné, les boutons, l'impetigo, l'eczéma et toutes autres maladies de peau.

C'est, le plus souvent, parce que nous sommes constipés ou que notre intestin fermente, que nous avons des accès de fièvre, symptômes d'intoxication.

C'est parce que le sang a été corrompu par la « fosse à fumier » et charrie partout ses impuretés que nos organes, recevant une nourriture malsaine, vieillissent avant l'âge ou permettent aux tumeurs de se développer.

C'est parce qu'un sang « tourné » — selon l'expression du Dr Doyen, — ne coule plus dans nos artères qu'à l'état de liquide épais et corrosif que les artères perdent leur élasticité et s'engorgent, d'où : artério-sclérose, hypertrophie du cœur, ralentissement de la circulation, congestion cérébrale, angine de poitrine, néphrite, phlébite ou embolie. C'est pour la même cause qu'elles deviennent cassantes et finissent par claquer brusquement : anévrisme.

C'est parce que les toxines passent en masse à travers l'intestin que notre foie, chargé de les brûler, et nos reins, chargés de les éliminer, ne peuvent plus suffire à la besogne et s'altèrent, d'où : les coliques hépatiques, la jaunisse, l'albuminurie, l'urémie, la goutte, l'éclampsie...

C'est parce que le contenu intestinal empoisonne et crasse nos muscles, nos tissus et nos cellules que nous sommes si sujets aux rhumatismes et à l'arthritisme qui est un empoisonnement général.

C'est en un mot par le ventre que meurent les constipés et tous ceux qui négligent la propreté et la désinfection de leur intestin. A tout instant cette fosse mal entretenue ne cesse de fournir les éléments pernicieux qui les décompose.

Au début, ce sont des migraines, des insomnies, des troubles digestifs, de la fatigue, des malaises, des démangeaisons, des boutons, puis c'est l'état athritique et artério-scléreux qui s'implante, s'éternise, s'aggrave et finit par entraîner les complications mortelles du côté du cerveau, des poumons, du cœur, du foie ou des reins.

Tel est le drame des poisons qui peut se dérouler en nous et se joue toujours plus ou moins chez les constipés.

N'en accusons pas l'intestin. L'auteur responsable de la pièce, le metteur en scène et le régisseur, c'est nous.

Si des ferments putrescibles s'introduisent dans notre fosse, c'est que *nous nous nourrissons mal.*

Si les poisons intestinaux portent leurs ravages dans nos organes, c'est que *nous nous laissons constiper* et que *nous ne nous désinfectons pas.*

LE PLAN DE DÉFENSE

Des aliments sains. Combattre la constipation sans purgation. Désinfecter. Chapitre troisième.

NOTRE plan de défense se borne à quatre objectifs :

1. — *Réduire au minimum l'intoxication alimentaire*, c'est-à-dire commencer par ne pas nous empoisonner nous-mêmes en mangeant des choses malsaines.

2. — *Tenir le corps libre*, c'est-à-dire ne pas entretenir bénévolement dans notre ventre une usine pestilentielle en nous laissant constiper.

3. — *Désinfecter l'intestin* comme on désinfecte un égoût pour éviter qu'il empeste la maison.

4. — *Désinfecter par surcroît l'organisme tout entier* puisqu'il se ressent du voisinage.

Le bon sens nous suggère ces précautions. Elles sont pour ainsi dire instinctives.

Quand la médecine était encore dans son enfance, elle avait déjà l'intuition du danger et des remèdes à y apporter.

L'intestin était la grande — presque l'unique — préoccupation. Pour lui seul il y avait « *remède* » et « *médecine* ». Cela semblait suffire. Et, de fait, cela suffisait, puisque la mortalité n'était guère plus élevée autrefois qu'aujourd'hui.

Comment le soignait-on ? Par la diète, par la purge, par le lavement et par la saignée : quatre moyens qui revenaient, en somme, à appliquer les quatre procédés de défense que je viens d'énumérer.

On mettait à la diète pour éviter de fournir de nouveaux éléments d'intoxication ; on purgeait pour dégorger l'égoût ; on administrait un lavement pour le désinfecter ; on saignait pour purifier le sang et par là tout l'organisme.

Nous avons tort de rire des Purgon et des Diafoirus : ils avaient conscience de la source de nos maux. Il n'y avait de critiquable que l'abus de leurs « remèdes » et de leurs « médecines ».

La *diète* sera toujours à la mode. Il est tellement logique, lorsqu'on veut se désintoxiquer, de supprimer les aliments solides toujours plus ou moins putrescibles, et de se mettre au régime de l'eau et des tisanes ou des fruits juteux.

La saignée, le clystère et la purge ne seront jamais totalement abandonnés. On se contentera, étant donnés leurs inconvénients certains, d'en user à propos au lieu d'en abuser.

Saigner à coups répétés affaiblit le malade et l'oblige ensuite à s'alimenter pour se remonter, ce qui risque de l'intoxiquer à nouveau. La saignée n'est plus employée que dans certains cas d'intoxication aiguë — quand il y a péril en la demeure.

Administrer des clystères à jets continus irrite l'intestin ou le paralyse. Très sagement on en a limité l'emploi.

La manie de purger — enfin et surtout — avait besoin d'être sérieusement réglementée. La purge est un moyen brusque de vider l'intestin : elle agit comme un coup de fouet, en l'irritant. On ne peut l'employer que lorsqu'il s'agit d'obtenir un résultat immédiat : en cas de maladie ou pour accompagner la cure de désintoxication à la Guelpa.

Quant à combattre la constipation habituelle par la purgation, il faut bien s'en garder. Première raison : la plupart des purgatifs sont des médicaments dangereux à manier et qui « devraient figurer sur la même liste que les poisons »; ils attaquent l'estomac et l'intestin ; ils intoxiquent au lieu de désintoxiquer. Deuxième raison : l'irritation et l'accoutumance qu'ils engendrent vont à l'encontre du résultat recherché : l'intestin qu'on irrite et auquel on ne demande plus d'efforts personnels s'affaiblit et devient paresseux, si bien que le moyen employé pour arriver à la déconstipation aboutit fatalement à une constipation invétérée.

Une fois pour toutes, retenez donc bien ceci, vous qui, dans la louable intention de vous éviter migraines, embarras gastriques et congestions — quand ce n'est pas simplement sous le honteux prétexte de pouvoir manger davantage — prenez chaque matin ou plusieurs fois la semaine vos pilules pour aller à la garde-robe, vous allez au-devant de la constipation incurable et des dangers qu'elle entraîne. Vous démantelez votre ventre au lieu de le fortifier. Vous ne combattez pas l'ennemi ; vous lui livrez la place.

L'abus des purgatifs, plus répandu peut-être de nos jours — grâce aux réclames, — que du temps de Molière où du moins M. Purgon veillait à sa confection et à son emploi, est « un véritable danger social ».

— « *Un danger social: la Purgation* ». C'est le titre même du livre que vient de publier le Dr Burlureaux.

Lisez-le. Après l'avoir lu, je suis convaincu qu'il ne vous viendra jamais plus à l'esprit de vous purger sans ordonnance du médecin.

Et ce sera pour votre plus grand bien.

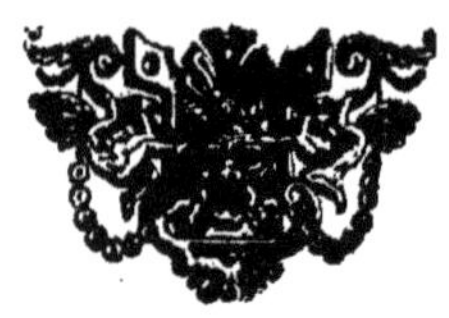

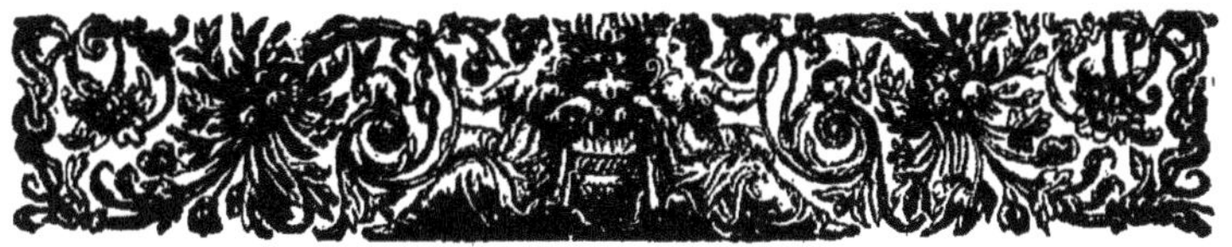

CONSTIPATION ET INFECTION

Leurs causes. Leurs remèdes. Chapitre quatrième.

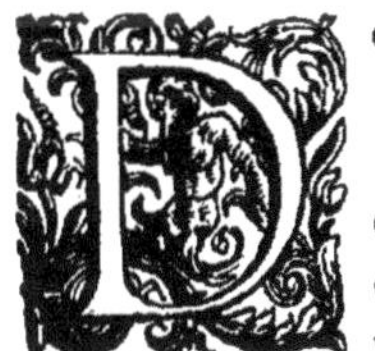

ONC, ni purges, ni drogues. Elles sont dangereuses.

De plus elles sont inutiles.

D'où vient, en effet, la constipation ? Elle vient de ce que les muscles de l'intestin sont trop faibles ou paresseux, ou bien de ce que les matières trop vite desséchées, et par conséquent diminuant de volume, n'excitent pas les parois à se contracter, et glissent mal.

C'est une question de mécanisme et les moyens mécaniques suffisent.

Pour obtenir de bons muscles intestinaux et les exciter à l'action, le massage, l'hydrothérapie, la gymnastique, la marche, les exercices qui mettent en jeu la musculature abdominale donnent les résultats voulus.

Pour obtenir le gonflement des matières on se contente d'abord de faire suivre un régime alimentaire propre à fournir des déchets inoffensifs (purées de légumes, légumes verts et fruits cuits avec leur pelure). Puis on a recours au déconstipant et rééducateur idéal de l'intestin — dont nous parlerons plus loin — à la *laxogélose*, ou préparation d'algues marines, véritable aliment qui a la propriété de gonfler le bol fécal et de l'agglutiner en une pâte molle et moulée facile à évacuer.

Pour favoriser encore davantage le glissement — si besoin est — il suffira de prendre un peu de *paralaxol* — huile minérale très pure et parfaitement inoffensive qui est rendue en totalité avec les selles et s'est contentée de lubrifier les parois.

Et c'est tout.

Passons à l'infection.

D'où vient-elle ? Des détritus de l'alimentation — des détritus putrescibles. En conséquence : 1° nous ne remplirons pas inutilement notre fosse intestinale en mangeant trop ; 2° nous ne mangerons que des choses saines et non des aliments déjà à moitié décomposés, comme les conserves, ou tout à fait pourris, comme les viandes faisandées ; 4° nous mâcherons bien pour mieux digérer ; 4° nous soignerons la propreté de notre bouche afin que les parcelles alimentaires n'y fermentent pas et ne viennent pas ensuite infecter notre intestin.

Pourquoi les matières fermentent-elles ? — Parce que l'écoulement de la bile — désinfectant naturel — ne se fait pas bien. Parce que surtout les germes de putréfaction pullulent naturellement dans l'intestin comme ils pullulent dans une fosse à fumier.

Conclusion. — 1° Nous favoriserons la sécrétion biliaire en prenant un peu de Laxocholéine (préparation de fiel de bœuf).

2° Nous tuerons les ferments de putréfaction et nous empêcherons l'éclosion des nouveaux arrivants, non pas en ingurgitant quelque drogue, mais en leur envoyant, pour les combattre, leurs plus terribles ennemis, ces bons et excellents ferments lactiques (scientifiquement *Lactospore*), aussi anodins pour nous que la levure de bière et plus agréables au goût.

3° Enfin, pour opérer la désintoxication générale de tout notre organisme, nous nous contenterons de ne pas contrecarrer la nature et même de l'aider un peu.

Nous aiderons notre foie — brûleur de déchets et de toxines — en ne lui donnant pas trop de travail, c'est-à-dire en ne mangeant que des aliments frais et sains.

Nous aiderons nos reins — filtres purificateurs — en les lavant et en ne les irritant pas. Donc, nous ne boirons pas d'alcool, mais de l'eau ou de l'eau rougie.

Nous aiderons nos poumons — où le sang se régénère au contact de l'air — en respirant un air pur.

Nous aiderons notre peau — organe d'élimination sur toute sa surface — en ayant soin de maintenir ses millions de pores bien ouverts à la sueur, en la lavant et en la frictionnant.

Nous aiderons tous nos organes et nous décrasserons tous nos tissus et tous nos muscles en prenant de l'exercice — de l'exercice au grand air et à la lumière, — car cet exercice active toutes les combustions et toutes les éliminations.

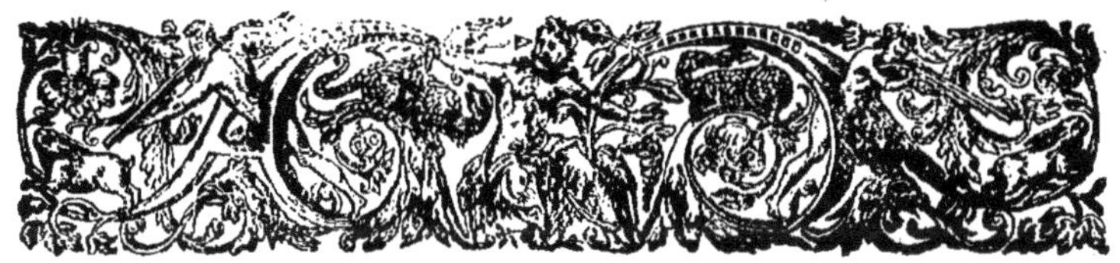

QUELQUES EXEMPLES

Pourquoi certains animaux vivent longtemps. Pourquoi nos pères ne périssaient pas par le ventre. La vie actuelle est source de constipation et d'intoxication. Chapitre cinquième.

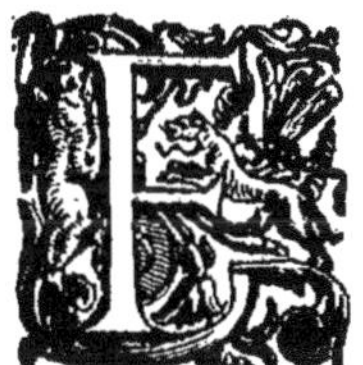

AUT-IL des exemples ?

Voyez ce qui se passe dans le monde animal. Pourquoi le corbeau vit-il si longtemps malgré la charogne dont il se repaît ? Parce que n'ayant pas de gros intestins, il évacue immédiatement, aussi parce qu'il vit au grand air et que le vol est un exercice qui active les combustions. Mais pourquoi le perroquet vit-il plus longtemps encore que le corbeau, tout en restant sédentaire dans sa cage ? Parce que sa nourriture composée de graines est une nourriture saine et que par suite son intestin est pauvre en microbes putréfiants. Comparez surtout le cheval et le chien. Le cheval possède un gros intestin énorme, tandis que celui du chien, toute proportion gardée, est beaucoup plus petit. Le cheval, au premier abord, semble donc plus menacé que le chien de voir ses jours abrégés. Or, c'est le contraire qui a lieu. Pourquoi ? Parce que le cheval soigne son intestin et que le chien ne le soigne pas du tout : l'un, en effet, se contente d'avoine, de fourrage et d'herbe — aliments déconstipants et imputrescibles ; — l'autre, carnivore enragé, amateur de débris faisandés, se jette sur les tas d'ordures.

Rappelez-vous quelle était la vie de nos pères. Si leur fosse intestinale n'était pas pour eux une source d'empoisonnement continu, si le cancer et l'appendicite étaient même moins fréquents chez eux, ce n'était pas seulement à leurs clystères et à leurs purges qu'ils le devaient ; c'était aussi à leur façon de vivre. Ils étaient sobres. Ils consommaient plus de légumes, de céréales, de galettes et de fruits que de viande, et ils ne s'intoxiquaient pas. Ils buvaient de l'eau, ce qui les lavait. Ils étaient toujours dehors, travaillaient de leurs bras, chassaient, montaient à cheval, faisaient d'interminables courses à pied dans l'herbe des prés et dans les chemins défoncés : ils brûlaient leurs toxines et se fortifiaient les muscles du ventre, qui restait libre.

Notre civilisation — il faut le reconnaître — nous a apporté tous les éléments possibles de constipation et d'intoxication : l'abus de la viande et de l'alcool, la vie sédentaire du bureau, la vie renfermée de l'atelier, la vie sédentaire et renfermée de salon ; les machines, les chemins de fer, les autos, trams, etc... tout ce qui épargne l'effort musculaire. Un grand médecin le disait en ces dernières années : « Je meurs d'avoir eu une voiture ».

Quelle est la plus constipée des créatures ? La femme. Et cela tient à son genre de vie.

Les moins constipées d'entre les femmes sont les paysannes sans corset qui bêchent leur jardin et se livrent aux travaux des champs, les modestes et laborieuses petites femmes qui font elles-mêmes leur ménage, retournent les matelas, portent des cruches d'eau, grimpent vingt fois l'escalier, cirent leur parquet, promènent leurs enfants, vivent frugalement.

Au village, le type de la constipée et de l'intoxiquée c'est la douairière retirée dans son château et dont le seul exercice est de faire le tour du parc ; dans la classe moyenne c'est madame la notairesse, qui a domestique, voiture et bonne table ; dans le peuple c'est la la femme assise devant son métier du matin au soir, et c'est la petite ouvrière qui, son panier muni d'une tranche de charcuterie, quitte le foyer par le premier train, va s'enfermer et s'immobiliser à l'usine voisine et n'a qu'une heure pour prendre un peu d'air et d'exercice et déguster son pernicieux déjeuner.

Mais en ville les constipées ne se comptent plus. A peine peut-on les classer : ouvrières d'ateliers et ouvrières en chambre, vissées sur leurs chaises ; caissières et demoiselles de magasins immobiles – ou à peu près – derrière leurs comptoirs, et sanglées dans leur corset ; femmes et filles surtout de petits commerçants figées sur le pas de la porte sans plus de mouvement qu'un mannequin d'étalage ; femmes et filles d'industriels qui mangent trop — et trop bien, — ne sortent qu'en voiture, pour aller s'asseoir dans un salon, dans un magasin ou sur un banc de jardin, ne faisant marcher que leur langue ; femmes du monde qui mènent une vie de parade, de visites, de salon, de pâtissiers, de bridge et de thés, de dîners, de théâtres et de soupers.

Et pour comble ce sont ces femmes qui soignent leur constipation en dépit du bon sens. Jenny l'ouvrière pour chasser ses migraines ; le petit mannequin pour conserver ses joues fraîches et sa taille ; la parvenue avide de satisfactions gastronomiques, pour éviter les congestions tout en continuant à bien manger ; la femme du monde, pour combattre les rougeurs, les boutons et l'obésité ; la douairière pour calmer ses vapeurs, prennent quoi ? des purgatifs hebdomadaires, bi ou tri-hebdomadaires, voire même quotidiens.

C'est l'abomination de la désolation qui les attend.

Pour elles surtout j'écris les conseils pratiques qui suivent.

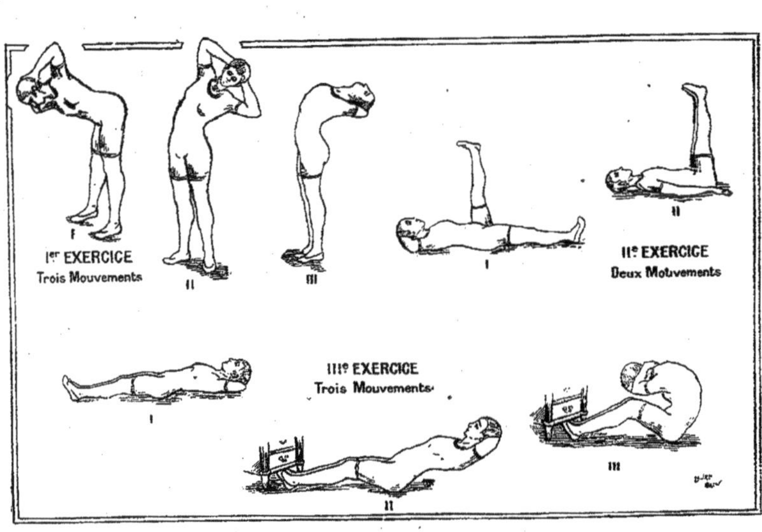
I
Ier EXERCICE
Trois Mouvements
II
III
I
II
IIe EXERCICE
Deux Mouvements
I
IIIe EXERCICE
Trois Mouvements
II
III

DEUXIÈME PARTIE

LES MOYENS PRÉVENTIFS

— CONSEILS A CEUX QUI ONT LA BONNE VOLONTÉ D'ÉVITER LA CONSTIPATION ET SES DANGERS —

L'ÉDUCATION DU VENTRE

ou

— Comment nous pouvons nous faire un ventre, sans nous imposer aucune gêne. ——

1° Chaque matin, 20 minutes de gymnastique abdominale ;

2° Soyez fruitariens le matin, carnivores à midi, végétariens le soir ;

3° Livrez-vous de préférence aux jeux et exercices utiles à votre musculature abdominale.

CE RÈGLEMENT DE VIE EST NÉCESSAIRE A TOUS :

— Aux Adultes bien portants qui ont souci d'éviter la constipation toujours à craindre — surtout dans les vieux jours ;

— Aux Enfants et Adolescents à qui il importe de se faire un ventre dès leur jeunesse.

— Aux Personnes constipées pour lesquelles il est un adjuvant indispensable au traitement spécial.

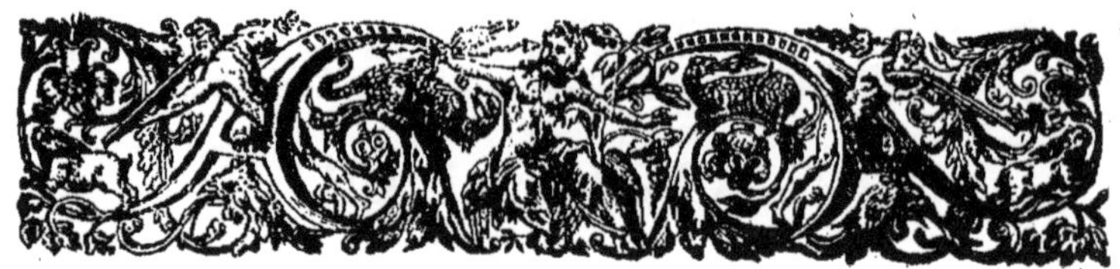

LA TOILETTE DU MATIN

Un quart d'heure accordé au ménage de l'intestin.
Chapitre sixième.

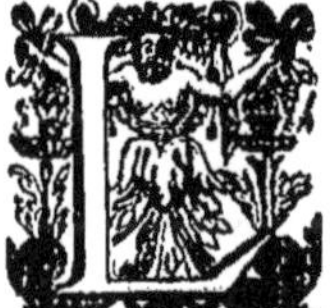

E matin, aussitôt éveillé, vous sautez à bas du lit et procédez à votre toilette.

Cinq choses à faire : buvez un verre d'eau ; brossez vos dents ; lavez et frictionnez le corps entier ; faites de la gymnastique abdominale et respiratoire ; enfin, présentez-vous à la garde-robe.

Le verre d'eau a pour mission d'opérer un lavage interne.

Le brossage des dents est essentiel pour éviter les fermentations.

Le lavage du corps et les frictions ont pour objet d'ouvrir les pores ou tuyaux de drainage qui éliminent les substances nuisibles, et d'exciter le fonctionnement de la peau.

La gymnastique sert à masser les organes, à les fortifier et à les débarrasser de leurs impuretés en les pressant, comme on presse une éponge.

Quant à la présentation régulière à la garde robe, elle habitue le cerveau à exiger la contraction et le travail de l'intestin à heure fixe.

Pratique :

Le verre d'eau. — Un grand verre d'eau de source, bu à petites gorgées. A défaut de bonne eau de source, prenez de l'eau bouillie ou de l'eau faiblement minéralisée (Evian, Vittel...).

Soins de la bouche. — Une brosse dure enduite de savon dentifrice mousseux (Stéarol), ou de savon ordinaire. Brossez les dents et les gencives en large, puis de haut en bas, afin de pénétrer dans les interstices. Rincez avec de l'eau additionnée d'un peu d'alcool parfumé (eau dentifrice).

Il est essentiel de faire la même petite cérémonie le soir. Deux fois par an passez chez votre dentiste pour nettoyage en règle. Dès qu'une dent se gâte, n'hésitez pas à la faire arranger. La propreté de la bouche et le bon état des dents font les bons intestins.

Soins de la peau. — Inutile d'avoir recours aux appareils coûteux. Un « tub » en zinc de 12 francs (ou un baquet), une cruche d'eau et deux torchons suffisent. Placez-vous debout dans le baquet à moitié rempli d'eau tiède. Avec le premier torchon imbibé d'eau froide, lavez-vous des pieds à la tête. Avec le second, essuyez et frictionnez. Affaire de trois minutes en tout.

Toutes les semaines un bain de cristaux de 10 minutes. Savonnage.

Gymnastique respiratoire. — Le procédé le plus simple et le plus utile est le procédé de la bouteille, inventé dernièrement par le Dr Pescher (de Paris), ancien interne des hôpitaux. Laissez les autres de côté : ils demandent une trop grande instruction préparatoire. (Voir planche ci-après et légende).

Gymnastique abdominale. — La gymnastique abdominale doit mettre en jeu tous les muscles du ventre. Ces muscles sont de deux sortes : 1° les muscles de la paroi antéro-latérale ; 2° le diaphragme qui est la voûte du ventre. D'où deux séries d'exercices.

La première série, destinée à exciter et fortifier les muscles antéro-latéraux, consiste à exécuter tous mouvements de flexion, de redressement et de torsion du tronc. Exemples : se baisser et se relever ; se coucher sur le dos et s'asseoir ensuite sans l'aide des mains ; fléchir le tronc successivement à droite et à gauche, en avant et en arrière... (Voir nos gravures et la brochure « Mon système », de Müller).

La seconde série, destinée à mettre en action le diaphragme, consiste à faire des mouvements respiratoires très profonds. Sous l'influence de ces mouvements le diaphragme, en effet, comprime l'intestin et le masse.

Pratique : Après une *expiration* forcée, pincez-vous le nez fortement et essayez de faire une *inspiration* ; il n'entrera pas une bulle d'air dans vos poumons, mais votre ventre se creusera et semblera entrer sous vos côtes. Ou bien encore, efforcez-vous de gonfler votre estomac en aspirant, puis gonflez le ventre en expirant.

Ces deux séries sont essentielles. On peut les exécuter séparément d'abord, puis les combiner. C'est le moyen le plus efficace de réveiller les contractions intestinales. Si tant de constipés se plaignent de n'obtenir que des résultats médiocres malgré la pratique de la gymnastique abdominale, c'est qu'ils omettent les exercices de la seconde série[1].

Règles générales :

1. Tous ces exercices doivent être faits dans *le plus léger costume* : caleçon de bain ou chemise de nuit, col déboutonné.

2. Au grand air, ou au moins fenêtre ouverte

3. Bouche fermée. *Ne respirez que par le nez.*

4. Allez progressivement : 2 fois le premier jour ; 4 fois le second ; 8 fois le troisième... ainsi de suite jusqu'à 30 fois.

Ordre des exercices :

1. Commencez par 10 mouvements respiratoires. Repos d'une minute.

2. Dix à quinze mouvements de gymnastique abdominale.

3. Lavage et friction de la peau.

4. Dix à quinze mouvements abdominaux.

5. Dix mouvements respiratoires.

Le tout ne vous prendra que 15 minutes sur les 1440 dont se compose la journée.

Je ne puis vous donner ici qu'un aperçu de la question. Voyez donc la petite brochure illustrée de Müller : « *Mon système — 15 minutes de travail par jour pour la santé* ». On ne saurait trop la conseiller. Elle est fort pratique et même amusante à lire.

Voyez aussi Pascaut : « *Pour vivre 100 ans* ».

1. Voir à ce sujet les travaux du Dr Froussard (de Plombières) et du Dr Rosenthal (de Paris).

PROCÉDÉ DE LA BOUTEILLE

PRÉPARATIFS. — Emplir d'eau une bouteille de 1 litre. — Verser un peu d'eau dans une cuvette. — Plonger le goulot de la bouteille dans la cuvette de façon à ce que le liquide ne s'échappe pas. — Introduire dans le goulot une des extrémités métalliques du tube.

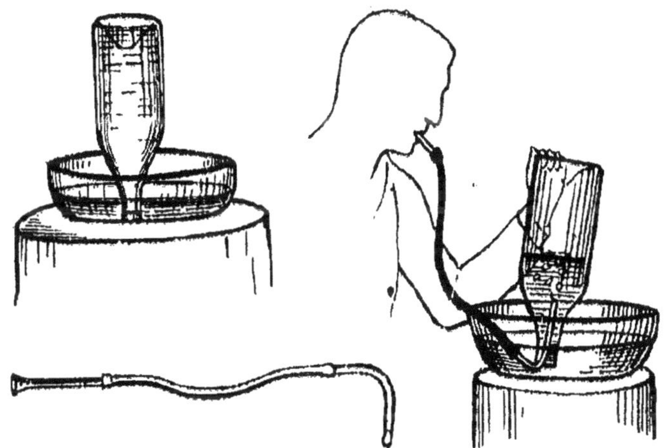

PRATIQUE. — I. Se placer dans une pièce ensoleillée (fenêtre ouverte) ou en plein air chaque fois qu'il sera possible.

II. — Faire doucement et lentement une grande inspiration par le nez.

III. — Souffler lentement et doucement dans le tube pour arriver à vider la bouteille d'un trait.

PRUDENCE. — Si vous êtes capable de vider un litre d'un seul trait, contentez-vous de bouteilles de 75 centilitres.

Commencez par 4 bouteilles deux fois par jour. Augmentez ensuite le contenu et le nombre des bouteilles : on peut aller jusqu'à vider 20 et 30 bouteilles trois fois par jour.

Diminuez si vous sentez fatigue, résistance ou douleur.

Il est sage de faire réglementer par le médecin les premiers essais.

AVANTAGES. — Grâce à l'air et aux bons poumons le sang rénové fait circuler une vie plus intense.

Le procédé de la bouteille stimule la contraction du diaphragme et de l'intestin et active par là la circulation des matières et du gaz.

Il combat en un mot la constipation et l'intoxication.

Nota. — Le procédé de la bouteille nécessitant le remplissage après chaque insufflation, on peut supprimer toute manipulation en se servant du « *Spiroscope* » établi par les données du Dr Pescher (chez H. Dutar, fabricant, 21, rue de Turbigo, Paris).

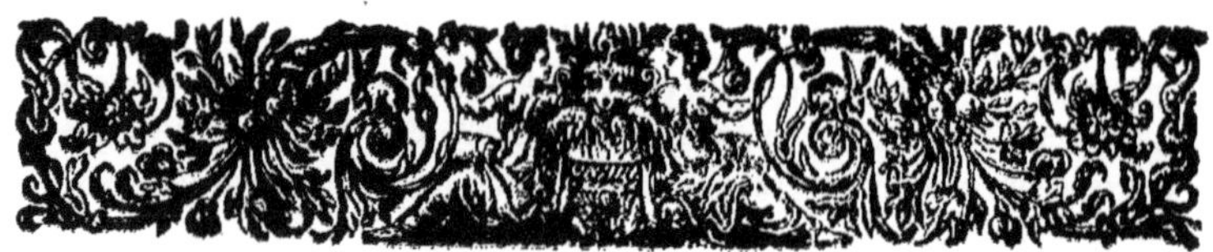

LES REPAS

Fruitarien le matin. Carnivore à midi. Végétarien le soir. Chapitre septième.

A toilette faite, les exercices gymniques exécutés, il faut penser aux provisions de bouche et régler l'ordonnance des repas. — « Mon Dieu, que vais-je donc encore faire aujourd'hui pour déjeuner et pour dîner ? » — C'est la grande et ennuyeuse question que se pose chaque matin toute maîtresse de maison.

Permettez que je vous évite tout cassement de tête. Mes conseils seront pour le plus grand bien de votre ventre.

Au lieu de toujours tourner dans le même cercle : veau, bœuf, porc, mouton ; mouton, porc, bœuf, veau, *vous varierez* votre alimentation et vous la règlerez une fois pour toutes sur ce menu-type :

Le matin : vous mangerez tout spécialement des *fruits*.

A midi : *viande*, (ou poisson, ou œufs), *légumes*.

Le soir : régime exclusivement *végétarien*.

Le matin vous serez fruitariens, parce que le matin il s'agit de faire la toilette de votre intestin, de le *laver* et de le *balayer*. Or, les fruits remplissent admirablement ces deux offices : ils contiennent beaucoup d'eau, une eau minérale, la plus pure qu'on puisse imaginer. Voilà pour le lavage. Mais, comme vous aurez soin de manger vos fruits (frais ou secs, crus ou cuits) avec la pelure, ces petits déchets inoffensifs vous serviront d'écouvillon ou de coup de balai.

Avant — ou après — vos fruits, vous pourrez prendre soit un bol de lait, soit une tasse de café au lait et une tartine de beurre, ou un morceau de pain d'épices. Jamais de thé, jamais de café noir, jamais de chocolat.

Pour les ouvriers et travailleurs, une bonne soupe maigre, épaisse.

A vos enfants, vous donnerez une bouillie faite avec des farines de très bonne qualité : farines Groult, par exemple, ou céréaline de Talivet, qui offre cette supériorité de renfermer tous les principes minéraux du grain et d'être aussi plus réconfortante.

A MIDI, il vous faut réparer vos forces et en prendre de nouvelles. Vous ferez donc votre *principal repas.* Un plat de viande, de poissons ou d'œufs ; un bon plat de légumes farineux ou de pâtes ; un entremets ; dessert. La viande ne sera pas sans vous intoxiquer légèrement, mais le grand air, le travail et l'exercice auront raison de ces poisons.

LE SOIR, vous laisserez votre estomac en repos, afin que de son côté il vous laisse dormir en paix, et vous n'introduirez dans votre intestin rien qui puisse y fermenter, sinon vous serez exposés à l'insomnie et aux cauchemars. Vous vous contenterez donc du régime végétarien : une soupe maigre, un plat de *légumes verts ou assimilés* — (carottes, navets..., etc.), — fruits pour dessert. Ce repas du soir, riche en déchets, mais en bons déchets, aura, en outre, pour conséquence d'augmenter le bol fécal et de provoquer *le besoin* pour le matin.

Vous n'avez qu'à vous baser sur ces menus-types pour faire vos provisions.

VOUS N'ACHÈTEREZ RIEN qui soit « EXCITANT », rien qui puisse vous intoxiquer. Donc pas d'alcool, pas de thé, pas de café (remplacez-le par le malt Kneipp ou Favrichon), pas d'épices pour vos sauces ; pas de viandes ou de gibiers faisandés ; pas de ces charcuteries dénommés pâtés ou galantines faites avec je ne sais quoi et depuis je ne sais quand ; jamais de conserves de viande ou de poisson : tripes, tête de veau en tortue, poulet en gelée, terrines... etc.

VOUS N'AVEZ QUE L'EMBARRAS DU CHOIX. Pour le repas du matin, toute l'année vous trouvez : figues, pruneaux, bananes, oranges, mandarines, raisins secs, noix, noisettes, amandes, pommes... et les pommes séchées, et les poires séchées et les abricots séchés, — tous délicieux en compote cuite. Au moment de la saison, vous avez : fraises, raisin, groseilles, cerises, prunes, poires...

Pour le repas de midi : viande fraîche de bœuf, veau, mouton, porc, volaille, — poisson frais, — œufs frais, — haricots, pois, lentilles, pommes de terre, fèves..., macaroni, nouilles..., céréales : farines de riz, d'orge, d'avoine, de maïs, de froment, aromatisées de diverses façons et avec lesquelles on confectionne des entremets aussi nourrisants que la viande, et offrant plus de variété.

Pour le soir, vous remplacez le pot-au-feu — toujours le même — par toute la gamme des soupes maigres. Soupe aux légumes, qui ressemble à s'y méprendre au bouillon gras : soupe aux poireaux et pommes de terre, soupe à l'oignon, soupe au riz et aux carottes, panade à l'eau de haricots, julienne à l'eau de lentilles..., etc. En fait de légumes verts, on trouve des haricots verts (frais ou séchés), des salades, des carottes, des navets, des céleris-raves, des artichauts, des choux-fleurs, des épinards, des tétragones... Souvenez-vous qu'il est permis, du reste, d'user de légumes conservés — de bonnes marques bien entendu.

Quant au pain, si vous voulez qu'il vous nourrisse et qu'il ne fermente pas dans votre intestin et ne soit pas cause de malaises, exigez — je dis bien : *exigez* — de votre boulanger un *pain* fabriqué avec une farine provenant de *moulins à meules* et non à cylindres, un pain *peu levé*, et levé à l'aide de la levure sèche, un pain *très cuit* et dont la mie ne colle pas au doigt. C'est le vieux *pain bis* d'autrefois, le pain de ferme qui sentait si bon et se conservait si bien. Usez aussi du pain complet : quand il est bien fait, il est excellent.

Comment préparer vos mets. — Très simplement. Une *cuisine bourgeoise*. Grillades, rôtis, viandes mijotées dans leur jus. Faites aussi *mijoter les légumes*, dans peu d'eau, le couvercle sur la casserole, et ne les blanchissez pas : ils sont plus nourrissants et ont plus de saveur : la marmite à l'étuvée est un idéal pour cuire les légumes. Ne jetez pas l'eau de cuison des haricots, choux ou lentilles..., elle sert pour confectionner les potages du soir. Surtout salez peu, évitez le poivre, la moutarde, les épices, les sauces savantes, les roux... Remplacez le vinaigre par le citron.

Comment manger et boire. — Mangez *lentement*. Mâchez non seulement pour broyer et triturer, mais pour imprégner l'aliment de salive, condition essentielle à la digestion. Ce qui n'est ni bien trituré, ni bien insalivé, fermente. *Tout se mâche*, même une purée, même une soupe épaisse. Pour bien saliver, *manger sans boire*, ou ne buvez qu'à très petites gorgées à la fois et à la fin du repas. Mais efforcez-vous de prendre l'habitude de *boire entre les repas* : une heure avant le repas un verre d'eau ouvre l'appétit ; deux heures après les repas les verres d'eau font couler et nettoient. Entre les repas usez de fruits juteux si vous voulez. Il y a des personnes qui ne digèrent les fruits qu'entre les repas. Que les fruits soient donc votre collation de 10 heures et votre goûter.

Si vous voulez un bon guide alimentaire, consultez les deux brochures de Dr Monteuuis : « *L'Alimentation et la cuisine naturelles dans le monde* », et « *La cuisine simple dans le peuple* ». Vous y trouverez un exposé très clair et à la portée de tous, des vrais principes alimentaires et de plus un grand choix de recettes simples, économiques et excellentes.

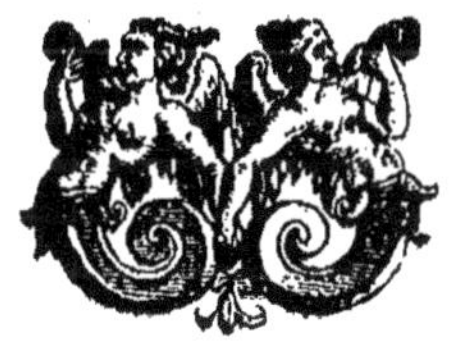

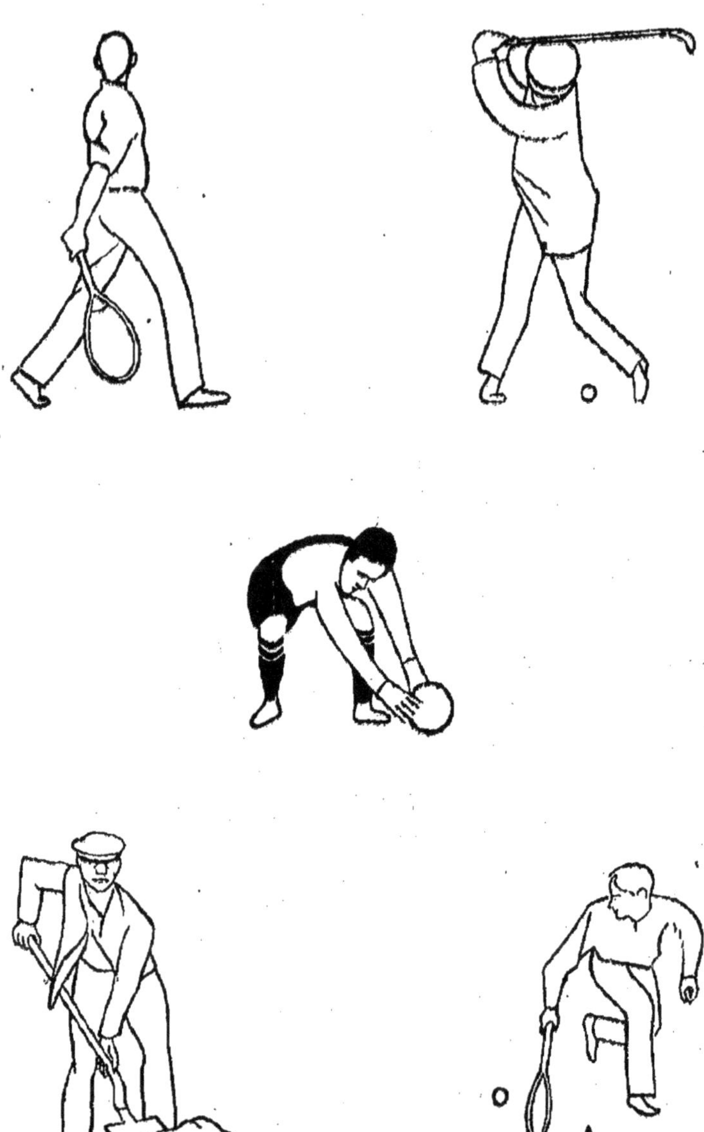

Ces gravures montrent les mouvements de flexion, de redressement et de torsion qui mettent en jeu les muscles abdominaux chez le terrassier, les joueurs de tennis, de paume, de foot-ball et de golf.

L'EXERCICE

Le ménage. Les travaux manuels. La promenade. Les jeux. Chapitre huitième.

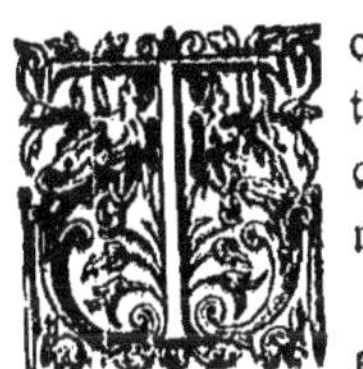

Toilette, gymnastique et ordonnance des repas constituent les premiers actes de la journée; après cela commence le petit train-train régulier de la famille.

Or, nous pouvons trouver dans les plus communes actions qui s'offrent quotidiennement à notre activité, tout ce qu'il faut pour nous faire un ventre.

Dans notre intérieur — à la « maison » — il y a quantité d'occupations domestiques et de travaux manuels qui sont susceptibles de fortifier nos muscles intestinaux. Loin de nous en dispenser et de les fuir, recherchons-les, créons-les au besoin.

Nous avons aussi des heures de récréation. Employons-les à la promenade, aux exercices et aux jeux qui peuvent nous être utiles, au lieu de les dissiper en distractions coûteuses, inutiles et parfois dangereuses.

Le ménage est pour la femme une gymnastique très propre à prévenir ou combattre la constipation. Il exige des mouvements de flexion, de redressement et de torsion du tronc. Monter un escalier, porter un seau, essuyer un meuble, grimper sur une chaise, balayer, frotter un parquet, faire un lit... tout cela constitue une gymnastique abdominale très scientifique et à la portée de tous. Eh ! oui, mesdames, vous surtout qui, pendant tout le reste de la journée, être cuirassées et entravées dans vos mouvements, et qui gémissez tout bas d'être constipées, il faut vous mettre au ménage. Et il faut y mettre vos filles pour leur éviter le mal dont vous souffrez. Laissez votre corset, endossez une longue blouse et faites votre lit et tous les lits de la maison. Retournez vous-même vos matelas, apprenez à manier un balai — ô les belles et salutaires torsions qu'exige le balayage! — montez sur une chaise pour accrocher un rideau, essuyez vos parquets et ne croyez pas que les cirer et frotter soit au-dessus de vos forces. Faites cela, ou ne cessez de gémir sur votre constipation. Parfaitement.

Les travaux manuels sont également — pour les hommes et pour les femmes — de parfaits mouvements de gymnastique. Un maître de maison et ses fils peuvent très bien tous les jours trouver du bois à scier, à fendre, à ranger, ou à porter, une brouette à rouler, un tas de sable à éparpiller à la pelle, un coin de terre à bêcher ou à piocher. Une maîtresse de maison et ses filles peuvent ratisser une allée, tailler des arbustes, cueillir des fruits et monter à l'échelle. La femme n'aime guère ces petits exercices qui la forcent à se baisser, à se relever, à se tourner, à faire effort : elle a tort. Qu'elle plante des fleurs ! qu'elle arrache elle-même les légumes ! qu'elle fasse l'herbe du jardin ! et qu'elle coupe la pelouse aux cisailles ! Elle verra le résultat.

Avec les facilités et commodités actuelles, nous n'avons plus assez l'occasion d'exécuter de ces mouvements d'accroupissement. Créons-les. Mettons-nous jardiniers amateurs ou menuisiers amateurs. Nous serons moins constipés.

La promenade. — La marche est un déconstipant et un élément de force pour le ventre. Quand je vais à Paris et que je trotte toute la journée comme on trotte à Paris quand on a peu d'heures à y passer et beaucoup de courses à faire, me confiait un médecin de province, j'ai une vraie débâcle, je fais une cure de désinfection.

Allez donc à pied à votre bureau, M. l'Employé, au lieu de prendre le tramway. Faites vos courses et vos visites à pied, Mesdames, et ne prenez pas l'ascenseur pour monter deux étages. Ce sera déjà quelque chose. Mais surtout consacrons une bonne heure par jour à la vraie promenade — à la promenade dans les champs. Consacrons-y deux heures le jeudi et le dimanche. La promenade dans les rues et les cent pas sur le boulevard ne comptent pas. Il faut une promenade au grand air pur ; il faut marcher bon pas ; il faut gravir et descendre les talus ; il ne faut pas craindre les chemins de terre et chemins de traverse. La marche idéale c'est la marche du chasseur, dans les labours et dans les prés ; c'est aussi la marche dans le sable des dunes.

Le Dr Fr. Heckel le remarque dans son récent et excellent ouvrage, intitulé : « *Culture physique et cures d'exercice* » : en montagne, l'homme a l'appareil musculaire de l'abdomen développé, le ventre est plat et dur, tandis qu'en plaine le ventre est flasque et proéminent.

Jeux et exercices. — Depuis quelques années les sports sont à l'ordre du jour. C'est fort bien. Mais le sport n'est pas fait pour tout le monde, ni pour tous les jours. Le sport est un travail : il ne faut pas en abuser. Dans nos moments de délassement nous avons besoin de jouer. Le jeu n'est pas réservé aux seuls petits enfants.

Livrez-vous à la bicyclette, modérément, sans aller jusqu'à la fatigue, — la bicyclette, a dit M. de Fleury, est « un don des dieux », — faites du canotage, de la natation, du foot-ball, du tennis. Adonnez-vous au golf. Oui, assurément. Mais ne laissez pas de côté les jeux plus calmes.

Quels jeux faut-il choisir ? Toujours la même réponse : il faut choisir les jeux qui forcent constamment à se plier, à ramasser un objet... raquette, bal, volant, grâces, quilles, billes, croquet, cerceau, course, marelle... saute-mouton... billard... danse... rondes... nous n'avons que l'embarras du choix.

Le *saut à la corde* (60 fois de suite, quatre ou cinq fois par jour) est particulièrement efficace. Hommes, femmes et enfants peuvent se livrer à cet exercice, sauf en cas de lésions du cœur.

Les parents et les maîtres doivent faire la guerre aux enfants qui ne jouent pas ou qui n'aiment que les jeux tranquilles.

En dehors des jours de pluie, pas de poupée et pas de soldats de plomb pour les enfants. Envoyez-les au jardin ou dans la cour et qu'ils se battent et se roulent s'ils veulent, ces exercices sont excellents.

De notre côté, réagissons. Ne dissipons pas des heures précieuses pour notre santé à nous enfermer dans un salon autour d'une table de bridge, ou dans un café devant un jeu de cartes, de dames, d'échecs ou de dominos. Les « jeux de tables », comme disaient nos pères, sont ruineux de toutes façons.

Autrefois petits et grands, nobles, bourgeois et manants jouaient dehors. Ils jouaient sur la place publique. Ils jouaient dans les rues. Ils jouaient dans les champs. Chaque village avait son jeu de paume, son jeu de boules ou son mail. Le dimanche toute la paroisse, au sortir des offices, se réunissait sous les grands arbres et les parties se formaient. Et le peuple sur lequel régnait « la chère dame de liesse » avait le teint frais parce qu'il avait — grâce à ses exercices — le ventre propre et libre.

Consulter sur tous ces points : le Dr PASCAULT : « *Pour vivre cent ans* ». — M. DE FLEURY : « *Pour vivre vieux* » et « *Le corps et l'âme de l'enfant* ». — MONTEUUIS : « *Les déséquilibrés du ventre* ».

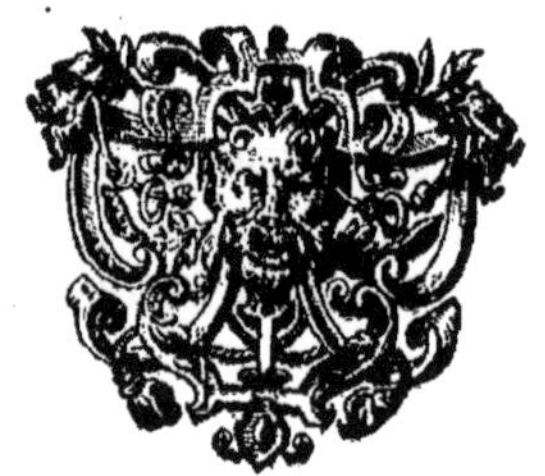

TROISIÈME PARTIE

CURE RADICALE DE LA CONSTIPATION

Sans « remèdes » ni « médecines »

RÉÉDUCATION DE L'INTESTIN

ORDONNANCES POUR TOUS CEUX QUI SONT ATTEINTS DE CONSTIPATION TRANSITOIRE, CHRONIQUE OU INVÉTÉRÉE :

1. — Il est nécessaire de s'assurer si — oui ou non — on est constipé, car il y a des constipés sans le savoir.
2. — Moyen mécanique interne : absorption d'aliments inertes formant déchets.
3. — Moyens mécaniques externes : massage, hydrothérapie...

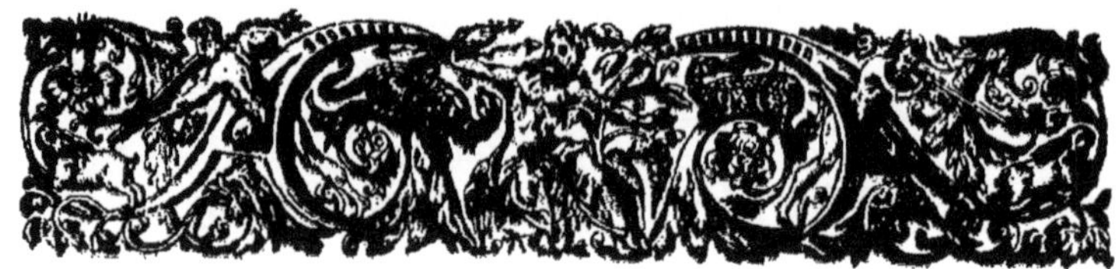

QUI DOIT RÉÉDUQUER
SON VENTRE

Les constipés conscients et les constipés inconscients. Chapitre neuvième.

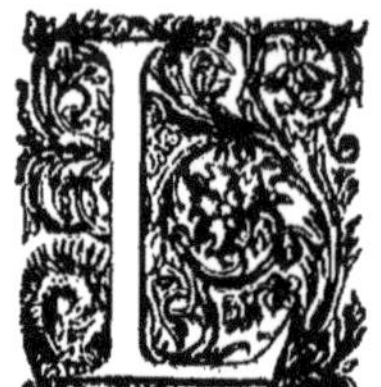

Les constipés ont négligé de former leur ventre, ils l'ont laissé croupir dans la paresse : ils se sont donc mis dans l'obligation de le rééduquer.

Qui doit rééduquer son ventre? — Réponse : Tous les constipés.

Or, les constipés sont de deux sortes :

Il y a les constipés conscients de leur état, qui savent parfaitement qu'ils sont constipés parce qu'ils ne vont pas régulièrement à la selle ou que leurs selles sont dures et insuffisantes.

Et il y a les constipés inconscients. Ce sont ceux qui vont à la selle tous les jours, presque normalement même, mais qui n'évacuent que le trop-plein des déchets datant de plusieurs jours. Il reste dans leur intestin un résidu abondant et croupissant, qui constitue la plus dangereuse des constipations, la constipation qu'on ne songe pas à combattre puisqu'on l'ignore.

Comment savoir si on est constipé? — Le matin, après avoir été à la selle comme à l'ordinaire, et d'une façon qui vous paraît normale, prenez un lavement à la glycérine. Si ce lavement provoque une seconde évacuation de matières, c'est qu'il y avait résidu et c'est donc que vous êtes un constipé inconscient qui devez soigner votre constipation absolument comme si vous n'alliez pas à la selle tous les matins.

Tous ceux qui ont sujet d'avoir des doutes sur le plus ou moins bon fonctionnement de leur intestin doivent faire cette épreuve du lavement afin d'être fixés sur leur état. Ils doivent la faire de temps en temps.

On peut également se faire examiner aux rayons X

Doivent douter du bon fonctionnement de leur ventre, les personnes qui n'ont jamais suivi les règles indiquées aux précédents chapitres et celles qui présentent des phénomènes ou des troubles faisant soupçonner la constipation.

Ainsi, il y a 90 chances sur 100 pour que vous soyez des constipés inconscients :

Si vous n'avez jamais fait de gymnastique abdominale ;

Si vous êtes sédentaires ;

Si vous ne vous livrez pas chaque jour à la promenade ou à quelque bon exercice ;

Si vous avez une mauvaise alimentation, ou si vous mangez trop, ou si vous mâchez mal, ou si vous avez de mauvaises dents, ou si vous êtes dyspeptiques ;

Si vous avez des digestions difficiles, des pesanteurs ;

Si vous avez des migraines ou des névralgies ;

Si vous éprouvez des insomnies et de la courbature le matin ;

Si vous avez une sensation de fatigue générale, de la paresse de corps et d'esprit ;

Si vous avez des boutons, des clous ou des démangeaisons ;

Si vous avez le foie en mauvais état...

Etc... etc...

Tous ces signes vous avertissent que vous êtes faibles par le ventre et que vous devez faire — ou refaire — l'éducation de votre intestin.

Les procédés de rééducation de votre intestin sont de deux sortes:

1° L'aliment laxatif mécanique ;

2° Le massage et l'hydrothérapie.

Il faut les employer tous deux *en même temps* et comme *supplément* aux pratiques fixées dans les précédents chapitres.

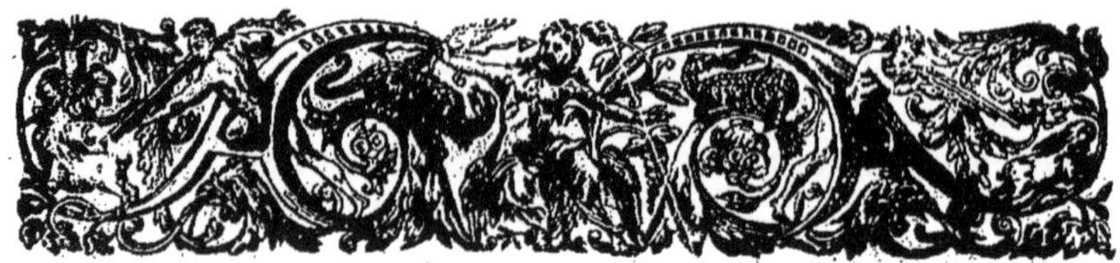

RÉÉDUCATION DU VENTRE

Aliment laxatif mécanique. Chapitre dixième.

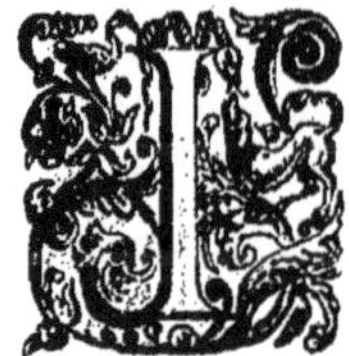

L y a dans certains de nos aliments des parties inertes, c'est-à-dire des parties qui ne se digèrent pas, ne fermentent pas et passent intactes le long du tube digestif. Ces déchets sont utiles : ils augmentent le bol fécal, excitent les muscles de l'intestin et provoquent l'envie et l'expulsion. En un mot — et pour me servir d'une comparaison vulgaire — ils font l'office d'écouvillon.

Ces substances inertes se trouvent dans les *légumes verts*, dans la *pellicule des légumineuses* et dans la *pelure des fruits*. Pour rééduquer notre intestin il serait donc logique de manger des haricots non décortiqués, des pommes, poires, abricots, raisins avec la pelure, des pommes de terre cuites sous la cendre avec leur « peau ». C'est excellent en effet — et nous vous le recommandons — à condition de bien mâcher.

Mais, afin d'obtenir une parfaite rééducation intestinale, il faudrait en consommer beaucoup, ce qui finirait par irriter les intestins susceptibles. Aussi la consommation des pelures ne peut être qu'un adjuvant.

On a du reste trouvé beaucoup mieux.

Il existe un végétal presque entièrement composé de corps inertes : c'est *l'algue marine*.

L'algue marine, récoltée avec soin en pleine mer, est absolument inoffensive.

C'est un aliment dont les Japonais font usage et dont nous nous servons nous-mêmes, sous le nom de *fucus*, pour donner de la consistance aux crèmes et remplacer les œufs.

C'est de plus l'*écouvillon idéal* de l'intestin.

Quand on a soin de bien dessécher l'algue, elle *gonfle* dans l'intestin, *augmente* le volume des matières, opère un vrai *massage* interne et *provoque l'envie*. Et comme les substances dont elle est composée sont des substances gélatineuses, elle *n'irrite pas*; elle fait plus : elle *lie les matières*, les agglutine en pâte molle et favorise leur glissement.

Mais il faut que la préparation de l'algue soit faite avec *minutie* pour produire tous ses résultats, et qu'elle soit *exempte de toute addition de substances chimiques* nuisibles ou inutiles. Celle dont je me sers et dont j'ai pu expérimenter des milliers de fois l'excellent effet est la Laxogélose.

Il y a la Laxogélose en *cachets* (poudre impalpable), la Laxogélose *granulée*, et la Laxogélose en *paillettes*. Les cachets sont préférables. Les granules sont pour les enfants qui avalent quelquefois difficilement les cachets. Les paillettes, moins agréables à prendre, mais meilleur marché, sont faites pour les bourses modestes.

Le traitement de la constipation par la Laxogélose est des plus simples : On la prend en mangeant, car c'est un aliment et non une drogue. Voyez du reste l'ordonnance qui se trouve à la fin de ce chapitre. Vous n'avez qu'à vous y conformer.

Ayez seulement un peu de patience et ne vous rebutez pas si vous n'obtenez pas de suite le résultat désiré. La Laxogélose n'agit pas comme purgatif, mais comme déconstipant rééducateur et, dame, on ne fait pas une éducation en deux jours.

La plupart du temps il vous faudra attendre trois à cinq jours pour en ressentir l'effet bienfaisant. Vous verrez alors commencer à apparaître de belles selles moulées.

Gardez-vous bien de cesser. Au contraire, continuez vos six cachets, puis vos quatre ou cinq cachets, pendant plusieurs mois. Ce moyen de rééducation intestinale est infaillible, à condition de ne pas l'abandonner au bout d'un mois ou six semaines.

Son action est lente mais continue, et *jamais* ne cesse d'agir. Il n'en est pas de la Laxogélose — aliment — comme des drogues auxquelles on s'habitue et qui ne produisent plus d'effets au bout de quelque temps.

Elle ne provoque ni troubles, ni coliques, ni irritation.

La cure dure six mois, ordinairement. Mais qu'est-ce que six mois pour faire une éducation ! Et qu'est-ce qu'une éducation qui ne coûte pas d'autre peine que de prendre quelques cachets deux fois par jour, en mangeant ?

Aucune constipation, si rebelle soit-elle, ne résiste à ce traitement.

Votre constipation a demandé six mois, deux ans, dix ans pour s'installer ; il vous faudra trois mois, six mois, un an peut-être d'un régime *persévérant* pour la *guérir*. Ayez la constance nécessaire. Dites-vous bien que vous êtes placé en face de cette alternative impossible à éviter :

1° Guérir en suivant un traitement de longue haleine.

2° Ou vous résigner, par suite de mauvais vouloir, à vous laisser intoxiquer par les matières fécales... ou par les drogues.

CURE DE LA CONSTIPATION

PAR

LA LAXOGÉLOSE

ORDONNANCE :

PRENDRE AU MILIEU DES REPAS

Soit des CACHETS : *3 à midi*
et 3 le soir.

Aller en augmentant jusqu'à 4, 5 et même 6 cachets par repas.

Lorsque les selles sont devenues quotidiennes, abondantes et bien moulées, revenez à 6 ou 5 cachets par jour et continuez ces 5 ou 6 cachets pendant plusieurs mois.

La cure est ordinairement de 6 mois.

Aucune crainte à avoir : la Laxogélose n'est pas une drogue et l'intestin ne s'y accoutume pas. Au contraire, plus on continue, plus l'intestin se rééduque.

Soit des GRANULES (pour les enfants) :

1 cuillerée à café le matin,
1 « « à midi,
1 « « le soir.

Se mélangent aux purées, compotes, marmelades ou confitures.

Soit des PAILLETTES (pour les petites bourses) :

Les paillettes se prennent comme les granulés, mélangées aux purées et compotes...

Elles ont un petit goût gélatineux.

DANS LES CAS REBELLES : *Il convient alors d'associer à la Laxogélose le Paralaxol (Bilaxol).*

Ajoutez donc aux cachets de Laxogélose :

Soit : *1 ou 2 capsules de Paralaxol avant les repas du matin, du midi et du soir.*

Soit : *1 cuillerée à soupe de Paralaxol liquide au réveil et au coucher.*

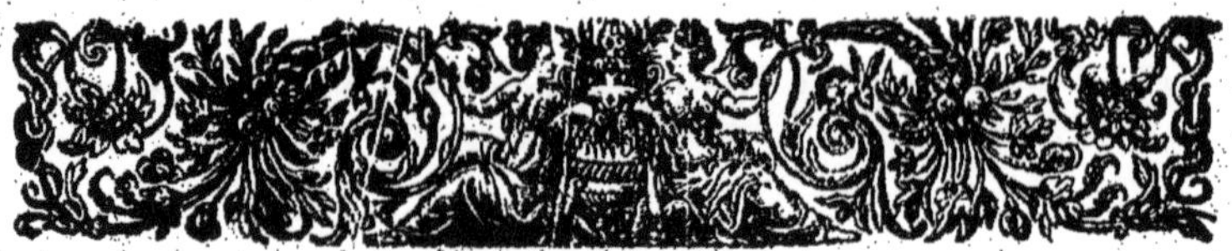

RÉÉDUCATION DU VENTRE

Massage et hydrothérapie. Chapitre onzième.

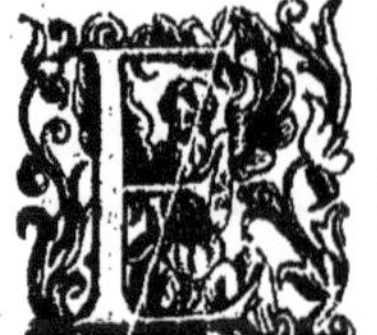

N même temps que vous traiterez votre intestin par cet aliment rééducateur qu'on appelle Laxogélose, vous ferez bien de vous livrer au massage abdominal et à l'hydrothérapie.

L'hydrothérapie dont je veux parler consiste à s'appliquer une compresse humide sur le ventre. Vous trempez une serviette dans l'eau — eau à la température de l'appartement, c'est-à-dire pas glaciale. Vous laisser égouter un peu la serviette, puis vous la pliez en quâtre et la posez sur votre abdomen, en ayant soin de la recouvrir d'une toile gommée (taffetas) afin d'éviter l'évaporation trop rapide de l'eau. Vous vous couchez sur le dos et restez ainsi jusqu'à ce que la serviette soit à peu près sèche.

Le massage, plus encore que l'hydrothérapie, aide à la cure. Il consiste à comprimer le gros intestin sur tout son trajet, comme on comprime un tube de couleurs pour en extraire la pâte. On excite ainsi les contractions des parois et on aide à cheminer les matières vers la sortie.

Le matin donc, étant au lit, couchez-vous sur le dos, les genoux légèrement pliés pour ne pas avoir le ventre trop tendu.

Portez la main au bas ventre — côté droit. C'est là que commence le gros intestin et que se trouve le cœcum — ou cul de sac — qui a le plus de peine à se vider.

Avec la paume de la main appuyez et donnez à votre main un petit mouvement de rotation afin de bien détacher les matières.

Puis, remontez en ligne droite — toujours en appuyant et en faisant cheminer votre main à la façon d'une couleuvre — jusqu'au niveau du nombril.

Arrivé à hauteur du nombril, continuez votre chemin transversalement — passant sous le nombril — jusqu'au côté droit du ventre.

Descendez enfin jusqu'au... bout, en dessinant légèrement une S et en appuyant plus fortement dans cette dernière partie de la course. Faites ce petit manège huit à dix fois, chaque matin, avant de vous présenter à la garde-robe. Ne laissez pas de côté pour cela votre gymnastique abdominale.

Pour donner au massage toute son efficacité, il est important d'avaler 3/4 d'heure avant l'opération un peu d'huile minérale. Le glissement des matières sera de la sorte mieux assuré. Ne prenez pas n'importe quelle huile. Il faut une huile spéciale qui puisse arriver dans l'intestin sans avoir été digérée en route et qui ne purge pas.

Vous la trouverez chez votre pharmacien sous le nom de Paralaxol. Ne faites pas la grimace. Cette huile de paralaxol n'est pas une drogue, n'a pas de goût et ne laisse aucun arrière-goût.

C'est un corps inerte qui n'attaque ni l'estomac ni l'intestin : la quantité absorbée est rendue intégralement.

Il suffit d'en prendre une cuillerée. Si vous craignez le dégoût causé par la seule vue de l'huile, demandez donc alors le Paralaxol en capsules : les capsules s'avalent comme un cachet.

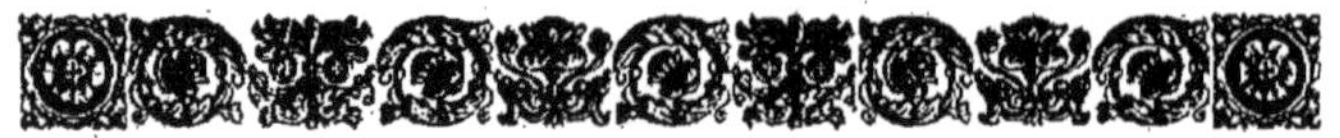

QUATRIÈME PARTIE

DÉSINTOXICATION

GÉNÉRALE

DE L'ORGANISME

DÉSINFECTION SPÉCIALE

DE L'INTESTIN

1. — On combat l'intoxication de l'organisme entier par la diète, la cure d'eau et de boissons chaudes.

2. — On désinfecte l'intestin en favorisant la sécrétion régulière de la bile et surtout en faisant, à certaines époques, une cure de bouillon lactique.

DÉSINTOXICATION GÉNÉRALE

LE COUP DE BALAI

Diète. Cure de boissons. Bouillon de légumes. Tisanes. Jus de fruits. Chapitre douzième.

Quelques dernières recommandations et des plus importantes.

Notre intestin — même lorsqu'il se vide complètement et régulièrement — reste toujours le grand égoût collecteur. Les parois ne sont pas sans se salir et s'encrasser et dans ses replis les mauvais germes se logent et pullulent.

Ils est donc nécessaire que tous — constipés ou non — nous fassions de temps en temps la toilette de notre intestin : curage, lavage et désinfection de l'intestin lui-même. En plus désintoxication générale de tout notre organisme puisque — nous l'avons vu — notre organisme en communication directe et constante avec notre égoût, par la voie du sang et des humeurs, souffre de ce voisinage.

Désintoxication générale de l'organisme. — L'abstinence, le jeûne et la diète sont, au xxe siècle encore, les bons moyens de désintoxication. Quand on s'abstient de viande, que l'on se contente d'un bon repas de légumes à midi et d'une légère collation le soir, avec permission de boire de l'eau, des tisanes et du bouillon de légumes dans l'intervalle — et tant que l'on veut, — on obtient trois résultats : 1° on accorde un repos aux organes ; 2° on ne leur fournit aucun poison ; 3° on les lave. C'est la désintoxication rêvée.

Rien n'est plus sage et plus hygiénique que le précepte séculaire :

Vendredi chair ne mangeras,
Ni le samedi mêmement.

Quatre-temps, Vigiles, jeûneras
Et le Carême entièrement.

Tout est prévu.

1° Un petit repos organique et une petite désintoxication hebdomadaire, avec le régime végétarien du vendredi — et même du samedi, ce qui est bon.

2° Un autre repos et une autre petite désintoxication la veille des fêtes, jours où l'on mange davantage.

3° Une désintoxication plus sérieuse aux changements de saisons pour se préparer à mieux supporter ce changement.

4° Une désintoxication complète au printemps alors que la vie sédentaire et la suralimentation de l'hiver nous ont particulièrement intoxiqués, que nos humeurs fermentent et, comme la sève montante, provoquent bourgeons et boutons.

Plus sévère que la règle de l'Eglise, la règle médicale exige même la diète quatre fois l'an.

Le jour où vous observerez la diète, vous commencerez par faire deux lavages d'intestin. Premier lavement — 1/2 litre d'eau bouillie — pour évacuer. Second lavement, immédiatement après le premier, pour rincer. Conservez le plus possible ce second lavement ; l'eau s'imbibera et lavera vos reins.

Pendant toute la journée vous vous contenterez de boire : jus de fruits, eau pure, mais surtout boissons chaudes, tisanes de 4 fleurs, tisane de pomme, malt si vous voulez, et bouillon de légumes à discrétion. Le bouillon de légumes trompe la faim et désintoxique. On le fait avec carottes, navets et poireaux (beaucoup de carottes et de navets, ce qui lui donne un goût sucré agréable). Si vous n'avez pas assez de carottes ou de navets, ajoutez — sans le dire — des pommes et des poires séchées.

Au printemps, deux ou trois jours de diète — consécutifs ou alternatifs. Et comme il importe alors d'obtenir un résultat plus efficace encore, vous prendrez un litre de bouillon de légumes que vous salerez avec du sulfate de soude, au lieu de sel ordinaire. Si cela vous déplaît, vous le remplacerez par un verre à bordeaux d'eau de Sedlitz.

DÉSINFECTION DE L'INTESTIN

Le fiel de bœuf. — Les ferments lactiques.
Chapitre treizième.

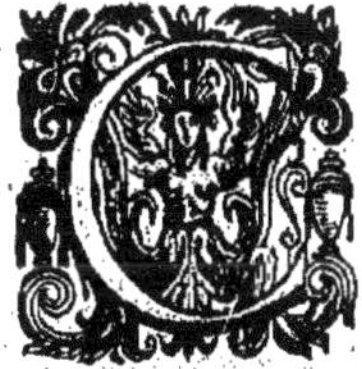

EPENDANT, ni la diète, ni le lavement, ni la petite purge ne désinfectent totalement l'intestin. C'est le coup de balai qui enlève le plus gros.

Il faut tuer les germes et éviter l'éclosion des nouveaux qui nous arrivent avec les aliments. Voilà la désinfection particulière de la fosse.

Cette désinfection se fait sans avoir recours aux poisons, aux excitants ou aux drogues.

LA BILE EST UN DÉSINFECTANT NATUREL. C'est elle qui détruit nos microbes, provoque la chute des cellules usées de l'intestin et prépare leur reconstitution. Il suffit donc de favoriser la sécrétion biliaire.

Or, il est reconnu que le meilleur moyen de faciliter cet écoulement de notre bile est de prendre du *fiel de bœuf.*

C'est pourquoi je conseille à tous ceux qui ont une sécrétion biliaire insuffisante, c'est-à-dire à ceux dont les matières sentent mauvais, à ceux qui ont des coliques hépatiques et sont des fervents de Vichy, aux coloniaux ou ex-coloniaux plus ou moins atteints du foie, comme à ceux qui sont sujets à l'entéro-colite muco-membraneuse — matières peu colorées pendant leurs mauvaises périodes — des globules (ovoïdes) de laxocholéine. La laxocholéine est une préparation de fiel de bœuf, fraîchement recueilli et aseptisé minutieusement. Les personnes constipées pourront, une fois par mois, remplacer la laxogélose par cette laxocholéine. Ils s'en trouveront bien. Et cela suffit, en temps ordinaire, à empêcher les fermentations intestinales.

A CERTAINES ÉPOQUES ET DANS CERTAINES CIRCONSTANCES IL EST NÉCESSAIRE D'OBTENIR UNE DÉSINFECTION INTENSE.

Cette désinfection radicale s'obtient par un procédé inoffensif dont l'histoire vaut d'être contée en dix lignes.

Un des professeurs de l'Institut Pasteur, Metchnikoff, fut naguère frappé de l'extrême longévité des paysans de l'Europe orientale, notamment des paysans de Bulgarie, qui se nourrissent à peu près exclusivement de laitages aigris. Un mémoire de M. Chemin lui révéla en outre qu'en France même, la plupart des personnes qui dépassaient l'âge de 100 ans furent d'une sobriété singulière, faisant du lait, du petit lait et des fromages blancs la base de leur alimentation.

On se demanda pourquoi cette longévité. L'on découvrit que *certains* des ferments qui faisaient cailler le lait produisaient en abondance de l'acide lactique, et que cet acide lactique était un parfait désinfectant pour l'intestin : les microbes ne vivent pas dans un milieu d'acide lactique. C'est pour cela que les paysans bulgares et français qui font usage de lait aigri (acidulé) vivent si longtemps : leur intestin désinfecté ne les empoisonne plus.

L'idée vint donc de préconiser le lait caillé. C'était logique ; mais ce n'était ni agréable ni commode. Il fallait commencer par faire bouillir le lait afin de tuer tous les germes qu'il contient — car il y en a de très mauvais ; — puis il fallait l'ensemencer avec des ferments choisis, triés soigneusement, et le laisser pendant 24 à 36 heures à une température de 35 à 38° pour qu'il caille.

Pour obvier à ces difficultés on prépara alors des ferments lactiques, soit en comprimés (petites pastilles), soit sous forme de bouillon à prendre à la cuillerée. Mais les premiers comprimés ne donnaient pas toujours un résultat égal : les ferments desséchés et comme momifiés n'avaient plus de vigueur, les potions lactiques étaient désagréables à boire et surtout ne se conservaient pas une fois la bouteille entamée.

On allait proclamer la faillite quand, un beau jour, — il y a dix-huit mois à 2 ans, — dans un laboratoire des environs de Paris, un chercheur découvrit enfin un ferment lactique idéal, trapu, vigoureux, actif, et d'une conservation indéfinie. Il le baptisa Lactospore.

Le lactospore est aujourd'hui, sans conteste, le meilleur désinfectant intestinal. L'expérience est faite et concluante.

Il est agréable à boire. Pris dans un peu d'eau sucrée, il a un goût de curaçao étendu d'eau.

Il se conserve on peut dire indéfiniment, sans s'altérer, sans rien perdre de ses qualités actives. Des flacons ayant plus d'un an sont intacts et aussi agissants qu'au premier jour.

Il passe dans l'estomac et dans le tube digestif sans être altéré et sans rien irriter en route.

Il ne produit son acide lactique que dans l'intestin même, c'est-à-dire dans l'organe seul qui en a besoin et le réclame pour tuer les microbes.

Sa force et sa vitalité sont telles qu'on le retrouve vivant dans les selles.

Enfin, on ne peut pas plus lui donner le nom de drogue qu'on ne donne le nom de drogue à la levure de bière. Les ferments de la bière et les ferments lactospores sont aussi inoffensifs pour nous les uns que les autres.

Traitement : Il suffit d'en prendre 2 cuillerées par jour, la première une heure avant le repas de midi, la seconde 1 heure avant le repas du soir.

Dans un verre à bordeaux on met un morceau de sucre, un peu d'eau pour dissoudre le sucre, puis une cuillerée de lactospore, et on avale. C'est du vrai curaçao.

Le second jour les selles deviennent jaunes comme des selles d'enfants, et au bout de 2 ou 3 jours elles n'ont plus d'odeur.

Une petite cure est de 8 jours. Un seul flacon dure 8 jours.

Une cure sérieuse est de 3 semaines.

Quand faut-il se désinfecter ? L'emploi du Lactospore est indiqué :

1° Deux fois par an — printemps et automne — quinze jours.

2° Chaque fois que vous constatez en vous de l'infection intestinale, c'est-à-dire quand votre langue persiste à rester blanche le matin ; quand vous avez de la diarrhée (diarrhée verte des enfants et diarrhée des chaleurs) ; quand vous avez des clous, de l'eczéma ou des boutons, ou tous autres phénomènes qui dénotent l'infection intestinale.

Je le recommande, au moment de la chasse, aux amateurs incorrigibles de gibier. Ils s'éviteront ainsi les clous et les diarrhées qui accompagnent le civet de lièvre et la bécasse sur canapé d'entrailles.

3° En temps d'épidémies le Lactospore est un préservatif sûr. N'est-ce pas alors surtout, en effet, qu'il importe de désinfecter à fond la fosse et d'empêcher l'éclosion des germes qui pourraient pénétrer dans notre intestin ?

N'hésitez pas à faire usage de Lactospore lorsqu'il y a dans votre village ou dans votre quartier de ville des fièvres muqueuses ou typhoïdes, des cas de cholérine, de dysenterie, voire même de scarlatine et de rougeole. En pleine fièvre typhoïde le Lactospore a même donné de très bons résultats. A plus forte raison vous l'évitera-t-il.

Assurément ce n'est pas une panacée universelle, mais c'est un très efficace procédé de nettoyage intestinal et la propreté rigoureuse de l'intestin est — nous l'avons assez répété — le meilleur moyen de se bien porter, d'éviter les maladies et de vivre le plus longtemps possible sans connaître les infirmités de la vieillesse.

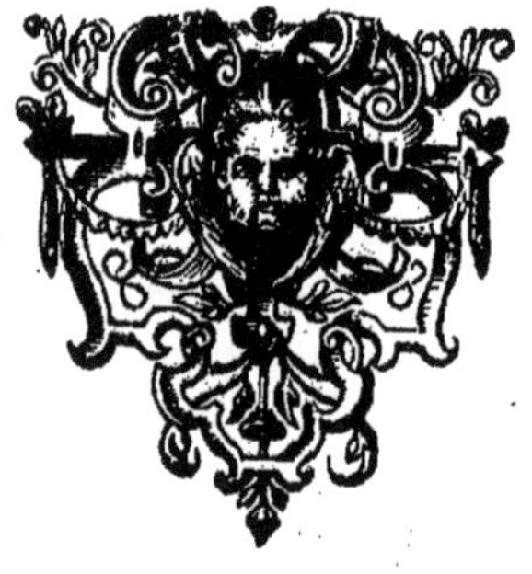

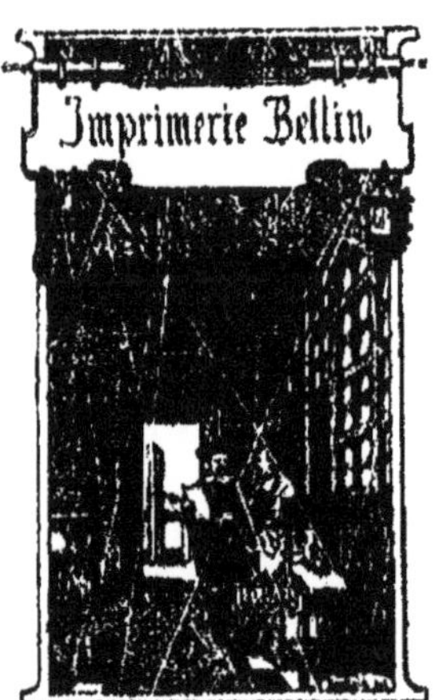
Imprimerie Bellin

www.ingramcontent.com/pod-product-compliance
Ingram Content Group UK Ltd.
Pitfield, Milton Keynes, MK11 3LW, UK
UKHW021018200726
13857UKWH00004B/1485